Dr P.-A. DESJARDIN DE RÉGLA

Membre et Lauréat de plusieurs Sociétés savantes

PHILOSOPHIE MÉDICALE

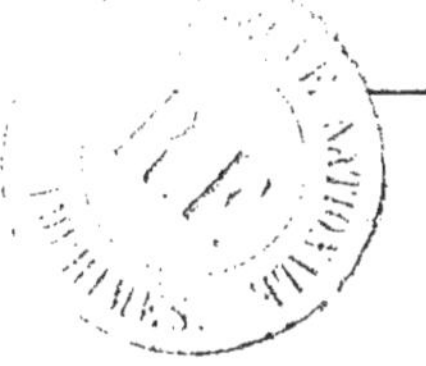

LA DOSIMÉTRIE

devant l'Homéopathie et l'Allopathie

INSTITUT DOSIMÉTRIQUE DU DR BURGGRAEVE

21, Place des Vosges, 21

PARIS

Dr P.-A. DESJARDIN DE RÉGLA

Membre et Lauréat de plusieurs Sociétés savantes

PHILOSOPHIE MÉDICALE

LA DOSIMÉTRIE

devant l'Homéopathie et l'Allopathie

INSTITUT DOSIMÉTRIQUE DU DR BURGGRAEVE

21, Place des Vosges, 21

PARIS

Principaux Ouvrages du même Auteur

MÉDECINE

La science libre, grand in-4. 1880-81. Epuisé.

De la rage et de son traitement. 1878. Epuisé.

Etat de la médecine en 1880, in-18. Editeur E. Berthier.

HISTOIRE & PHILOSOPHIE

La Turquie officielle. Quatrième édition, fort in-18 de 470 pages. May et Motteroz, éditeurs, 1890-94. Prix......... .... 3 fr. 50

Jésus de Nazareth, *au point de vue historique, scientifique et social.* Un vol. in-8, avec une belle eau-forte. Troisième édition. Paris 1891. Georges Carré, éditeur. Prix............. .... 8 fr.

Jésus von Nazareth. Leipzig, 1894. Traduction du D' Albrecht Just.

Les Bas–fonds de Constantinople. Quatrième édition. Un vol. in-18 de 400 pages. Stock, éditeur, 1891-95. Prix.................................... 3 fr. 50

El Ktab des lois secrètes de l'amour. Un beau volume grand in-8. Georges Carré, éditeur. Prix..................................... 6 fr.

Le maréchal de Saint-Arnaud en Crimée, d'après les notes laissées par le D' Cabrol, médecin particulier du maréchal. Un beau volume in-8, avec portrait, d'après Raffet, et 29 lettres inédites du maréchal à sa fille. Stock, éditeur, 1895. Prix....., ... 6 fr.

ROMANS HISTORIQUES

Les mystères de Constantinople. Un fort volume in-12, Stock, éditeur. Prix 3 fr. 50

Les secrets d'Yildiz. Un fort volume in-18. Stock. Prix................. 3 fr. 50

Au Docteur BURGGRAËVE !

A NUMA CHANTEAUD

Aux Dosimètres fidèles à la Doctrine du Maître !

PRÉFACE

Ce travail s'adresse tout à la fois aux médecins et au public.

C'est, en fait, une rapide étude sur la Dosimétrie considérée dans ses rapports avec l'Homœopathie et l'Allopathie.

Devant la conspiration du silence qui a accueilli pendant si longtemps l'œuvre remarquable du Dr Burggraëve, j'ai pensé que le moment était venu d'initier le public à une question qui, en somme, le touche tout particulièrement.

Si tout Français est censé connaître la loi, pourquoi n'en serait-il pas ainsi pour tout ce qui touche au plus grand de ses intérêts ? Pourquoi ignorerait-il les lois et les principes qui peuvent l'aider à retrouver sa santé quand il l'a perdue ?

Ce qui fait le succès des charlatans, c'est l'ignorance du public sur tout ce qui touche à la médecine. Instruisez-le, et il n'ira plus confier au hasard de la fourchette ce qui est son bien le plus précieux : la santé. Instruisez-le, et le véritable médecin y trouvera son avantage, car c'est à lui que le malade s'adressera, en toute connaissance de cause.

C'est dans cette pensée que j'ai écrit ce travail plus synthétique qu'analytique, mais qui, tel qu'il est, me paraît suffire à son but.

Initier les médecins qui ignorent la Dosimétrie aux grandes lois de cette Doctrine ; mettre le public à même de faire un choix judicieux entre l'Allopathie, l'Homœopathie et la Dosimétrie.

Pour le reste, médecins et public n'auront qu'à s'inspirer des nombreux travaux du Dr Burggraëve et de ses disciples.

Je leur ouvre la porte de la maison, c'est à eux d'y entrer.

LA DOSIMÉTRIE

devant l'Homéopathie et l'Allopathie

CHAPITRE I

LA DOSIMÉTRIE ET SON AUTEUR

La Belgique a eu l'honneur de donner naissance à deux grandes figures, à deux grands médecins.

Le premier en date, dont les œuvres peuvent être encore méditées avec tant de profit; dont le travail considérable plane depuis trois siècles sur toutes les conceptions médicales qui, partant de Sylvius arrive à Hahnemann, en passant par Borelli, Baglivi, Stahl, Hoffmann, Boerhaave, Bordeu, Barthez, Brown, Bichat et Broussais, est le célèbre Jean-Baptiste Van Helmont, seigneur de Mérode, de Royenborch et autres lieux.

Le second, est le docteur Burggraëve, l'illustre professeur émérite de l'Université de Gand, que je surnommerai volontiers le Van Helmont du XIXe siècle.

L'un comme l'autre ne descendent-ils pas, en effet, de cette forte et puissante race du nord de la Belgique, dont on peut dire avec raison que la musculature et le cerveau sont bâtis à chaux et à sable?

L'un comme l'autre ne se rattachent-ils pas à cette grande figure, encore toute rayonnante de mysticisme et d'audace révolutionnaire, qui s'appelle Paracelse?

Paracelse, dont un autre enfant terrible de la science anti-moutonnière, Raspail, a dit : « Ce fut un esprit hardi, novateur et révolutionnaire, de la trempe de ceux qui font école dès qu'ils professent et qui passent maîtres sans avoir jamais consenti à se dire écoliers. Il y a du Luther plutôt que du Bacon dans Paracelse; ses papes à renverser sont Aristote et surtout Galien. Ce médecin, si obscure quand il s'explique, devient éloquent quand il cite ces illustres morts à sa barre, il est plein d'esprit et de causticité dans sa critique, de véhémence dans ses inculpations, il est fort dès qu'il attaque, il a trouvé le défaut de la cuirasse et il se plaît à y retourner le fer » (1).

Van Helmont et Burggraëve descendent directement du sage médecin de Cos, l'illustre et immortel Hippocrate, auquel le dernier a consacré de si fortes et si lumineuses pages dans sa belle et savante *étude sur Hippocrate au point de vue de la médecine dosimétrique* (2).

Mais entre Van Helmont et Burggraëve il y a encore d'autres points de contacts.

Tous deux ont profondément révolutionné la médecine scolastique de leur temps, tous deux ont démoli et reconstruit avec autant d'audace que de bonheur, tous deux ont appuyé leur vitalisme sur le *dynamisme humain* et le spiritualisme le plus pur; tous deux ont repoussé, avec la même énergie les formules encombrantes de l'Allopathie, dictées par l'ignorance thérapeutique, avec la pensée qu'il se trouverait dans l'assemblage de plusieurs substances médicamenteuses une drogue capable de combattre efficacement la maladie; tous deux ont encore démontré que « la même cause qui détermine les mouvements dans l'état de santé, détermine aussi ceux contre nature ».

Enfin, tous deux encore, mais avec les variantes inhérentes au XVIe et au XIXe siècle, ont subi et les persécutions et les injustices qui sont comme l'auréole caractéristique des grands penseurs et des grands bienfaiteurs de cette humanité qui, comme les chiens de la fable russe, ne sait que hurler contre les novateurs désireux de la sortir de la fange de l'ignorance, pour la conduire, nouveaux Moïse, dans les terres ensoleillées du progrès et de la marche en avant !

Mais il y a, en vérité, encore plus d'un point de contact entre ces deux grandes figures de la médecine, entre ces deux vastes esprits qui, à travers trois siècles de distance, peuvent se tendre la main et s'unir dans le même rayonnement d'honnêteté, de courage, d'audace, de savoir et d'amour humanitaire, car l'un et l'autre se firent les adorateurs de la VÉRITÉ et sacrifièrent leur repos et leur vie à ce sublime culte.

Et tous deux eurent, pour sanctionner leur œuvre révolutionnaire, la médisance et la calomnie des petits esprits, la haine des scolastiques à étroites vues et la sotte ingratitude de certains disciples appartenant à la tribu éternelle des Judas.

Pour le premier, l'immortalité a depuis longtemps sonné à l'horloge du temps.

---

(1) RASPAIL : *Histoire de la santé et de la maladie* : tome premier, page XXIII.

(2) *Études sur Hippocrate, au point de vue de la médecine dosimétrique.* G. Carré, éditeur.

Pour le second, elle se dessine, dès maintenant, au couchant d'une belle et verte vieillesse.

Le docteur Chavée, en terminant son article sur les premiers travaux du docteur Burggraëve, s'écriait, dans le journal belge *Le Scalpel*, 1871 : « Le docteur Burggraëve, je l'espère pour lui, n'aura pas vécu sans avoir bien mérité de la médecine, autant que de la chirurgie ».

Cette traite, tirée sur le professeur de Gand par son confrère de Bruxelles, a été largement payée par le fondateur de la Dosimétrie, dont les travaux sur la médecine proprement dite sont aujourd'hui aussi célèbres que le furent et le sont encore ses travaux sur la chirurgie et l'anatomie.

Mais, voyons ce qu'est exactement l'œuvre médicale de l'auteur de la *Médecine dosimétrique*.

J'ai connu dans ma vie, déjà assez longue, beaucoup de chirurgiens, célèbres ou peu connus, opérant dans les grands centres, dans les vastes hôpitaux, ou dans les petites localités : je les ai tous vus sceptiques en tout ce qui touche à la thérapeutique, et il me souvient encore de l'*incroyance* outrée de mon professeur de chirurgie, feu le docteur Long, de Toulon.

Ce professeur, pratiquant le bistouri avec une habileté qui passerait pour de la magie aujourd'hui que l'on opère sur des patients endormis, ne croyait réellement qu'à ses instruments. Il est vrai que nous étions alors aux beaux jours de la méthode anti-phlogistique de Broussais, et que tout médecin qui aurait perdu un malade sans l'avoir saigné plusieurs fois eût assumé le tollé général de ses confrères.

C'était également le moment où l'on traitait de médications incendiaires l'usage de l'alcool camphré, de l'eau sédative, de l'aloës et autres ingrédients de la méthode Raspail.

A cette époque de vive réaction contre la polypharmacie, toute la thérapeutique des affections aiguës et chroniques consistait en saignées, en applications de sangsues, de ventouses scarifiées, de larges ou petits cataplasmes, de sétons plus ou moins nombreux, auxquels on ajoutait les vésicatoires et les mouches de Milan.

A l'intérieur, nous donnions des loochs gommeux, un peu d'émétique et de sulfate de quinine, quelques inoffensives tisanes et... tout était dit. Les malades ne s'en portaient ni plus mal, ni mieux qu'aujourd'hui, et, dans certains services de fiévreux, le médecin pouvait faire sa visite en quelques minutes, sans grande complication : il lui suffisait de suivre les errements de l'illustre Dr X..., « purger tout un côté de la salle et saigner l'autre ».

Qui aurait dit à cette époque que, après avoir détruit les beaux tempéraments sanguins, dont la France était si fière, l'Allopathie reviendrait à une polypharmacie autrement plus redoutable que celle de nos pères, pour avoir le plaisir de créer les tempéraments nerveux et anémiés qui devaient nous conduire, en passant par les désastres de l'année terrible, à la névropathie de notre temps ?

Quelle triste histoire serait celle de toutes les aberrations de cette vieille fille de la rue des Ecoles ! Et combien la philosophie qui en résulterait donnerait raison à la sarcastique boutade de Pierre Franck qui, *regardant les médecins comme dangereux, invitait les gouvernements à les rendre responsables des milliers de meurtres qu'ils commettent, ou à leur interdire l'exercice de leur profession.*

Mais laissons ces tristes constatations et revenons, le cœur un peu soulagé, au docteur Burggraëve et à son œuvre.

Chirurgien remarquable, il était, dès 1834, chargé de l'enseignement de l'anatomie comparée à l'université de Gand, où il avait été inscrit comme élève en 1822.

La nomination de son collègue, le docteur Verbeeck, à la clinique chirurgicale, fit bientôt passer notre auteur de l'enseignement de l'anatomie comparée à celle de l'anatomie de l'homme ; plus tard, à la mort de son prédécesseur Verbeeck, il hérita de sa chaire chirurgicale, qu'il conserva jusqu'en 1868, époque où il prit sa retraite, apres trente-cinq années d'enseignement.

Ce fut dans cette longue période que le docteur Burggraëve dota la chirurgie conservatrice des appareils ouatés et des pansements aux lames de plomb.

Ces lames, maniables comme des bandelettes agglunitatives, permettant de redresser les parties rétractées et d'obtenir ainsi une cicatrisation régulière, le rendirent populaire parmi les ouvriers des nombreuses fabriques de Gand, auxquels il put conserver leur gagne-pain. Les bénédictions de ces cœurs, naïvement reconnaissants, furent une de ses plus belles récompenses.

C'est également dans cette première période de sa vie d'enseignement, qu'il publia son *Histologie ou anatomie de texture appliquée à la pathologie ;* ses *Etudes sur André Vesale ;* son *Histoire de l'anatomie depuis son origine jusqu'à nos jours,* son *Etude sur les monstruosités humaines et comparées,* qui parut avant celle d'Isidore Geoffroy-Saint-Hilaire ; son important *Mémoire sur l'unité de composition du foie et des poumons ;* celui sur l'*Unité de composition des villosités de l'intestin et du chorion ;* son travail sur les *Appareils ouatés,* qui arriva juste au moment de l'ardente polémique qui s'éleva entre le baron Seutin et Velpeau sur l'emploi de l'amidon et de la dextrine ; comme si les Arabes n'avaient pas employé le blanc d'œuf dans le même cas, — traitement des fractures — Moscati, le carton amidonné, et Chesendel, les bandes plâtrées.

Mais là ne s'arrête pas la liste des principaux travaux du professeur Burggraëve, il faut y ajouter : sa *Chirurgie théorique et pratique*, ses *Tableaux synoptiques de clinique chirurgicale*, dont deux pirates littéraires, élèves de Langenbeck, se sont approprié la traduction au grand avantage des élèves berlinois, mais au désavantage de l'auteur, dont la générosité va jusqu'à ne conserver envers ses pillards qu'un sentiment de quasi-reconnaissance, puisque, dit-il, « ils ont fait connaître mes tableaux synoptiques en Allemagne ».

Le *Génie de la chirurgie contemporaine*, dont la première édition fut publiée en 1858, la seconde en 1862 et la troisième en 1878, complète superbement les publications et les travaux du professeur de Gand.

Pendant cette carrière, déjà si remplie, le chirurgien avait fait largement connaissance avec la vieille allopathie ; et, comme ses prédécesseurs, forcé de s'en servir, faute d'autres moyens, il en avait vite reconnu les erreurs, les dangers, et s'était promis de l'attaquer un jour dans ses fondations vermoulues. Moins sceptique que la plupart des chirurgiens dont j'ai parlé plus haut, il fit contre elle le serment de Caton l'ancien contre Carthage :

Et nunc delenda Carthago est !

Trente-cinq années d'enseignement bien rempli, de travaux accomplis dans tous les champs de l'anatomie et de la chirurgie, auraient suffi à un tout autre homme. Le professeur avait largement gagné le droit de se retirer dans l'*otium cum dignitate*.

Il n'en fut pas ainsi : le médecin clinicien devait survivre au chirurgien ; l'amphithéâtre et la clinique chirurgicale allaient céder le pas au thérapeute ; et de même que Van Helmont devait passer de la chimie et de l'observation à la médecine, de même Burggraëve devait entrer de sa période universitaire dans une période toute de découvertes, de luttes et de gloire.

Le brillant chirurgien allait se transformer en un audacieux réformateur.

La *Médecine dosimétrique* allait naître.

Voici quelle fut la genèse de cette révolution :

Laissons la parole au docteur Burggraëve :

« En 1832, feu le docteur Evrard, médecin de la famille royale de Hollande, accompagnait la reine mère à Saint-Pétersbourg (on sait qu'elle était sœur de l'empereur Nicolas), où sévissait en ce moment une double épidémie de fièvre pernicieuse et de choléra. Les deux maladies faisaient d'horribles ravages, car la plupart des malades succombaient.

Le peuple, affolé, se répandait sur les places publiques, criant que c'étaient les juifs qui avaient empoisonné les eaux des fontaines et les denrées alimentaires. On se souvient de la scène qui eut lieu alors sur les bords de la Neva, où allaient être précipités de malheureux israélites. L'empereur Nicolas arrêta la fureur de la populace et la faisant mettre à genoux, la calma par la prière. Si nous rappelons cet épisode, c'est qu'il fut un des plus émouvants de cette époque. »

« Il se trouvait en ce moment, à Saint-Pétersbourg, un médecin allemand du nom de Mandt. Il avait sollicité et obtenu de l'Empereur le dangereux honneur d'appliquer son traitement, à lui, dans les hôpitaux de la garde. »

« Mandt était un allopathe doublé d'un homœopathe, c'est-à-dire qu'il croyait à l'homœopathicité des remèdes, mais il les employait à dose tangible. Il se servait d'extraits alcooliques (bryone, rhus, noix vomique), de quinine, de camphre, de musc, réduits en poudre impalpable par une longue trituration, et qu'il mélangeait de sucre de lait au vingtième de grain, c'est-à-dire 2 milligr. 1/2. C'était, comme on le voit, des remèdes réels et non des mythes. Aussi n'y a-t-il rien d'étonnant dans les succès que Mandt en obtenait. D'abord, il avait rompu avec les doses exagérées des allopathes — ce qui était déjà un premier succès — ensuite il agisssait d'une manière rapide, sûre et commode : *cito, tuto, jucunde*. Le docteur Everard qui avait été témoin de ces succès en fit la relation dans un mémoire qu'il lut à l'Académie royale de médecine de Belgique dont il était membre titulaire. Ce mémoire ne fut pas même l'objet d'une discussion ; le fléau avait cessé, et MM. les académiciens préférèrent s'endormir dans leur fauteuil. *Quorum unus* : Je puis donc en parler en connaissance de cause. »

« Cependant ce travail me donna à réfléchir. J'avais assisté à la terrible épidémie qui venait de sévir à Gand, et, comme chirurgien d'un des hôpitaux temporaires, j'avais vu combien tous les traitements institués avaient été vains. Le choléra, nous avait dit le baron Everard, est une fièvre intermittente pernicieuse, il faut donc la traiter comme telle, c'est-à-dire donner la quinine au fort des accès, puisqu'ils ne présentent pas d'intermission, en y ajoutant les excitants vitaux, tels que la noix vomique, le camphre, le musc, la bryone pour arrêter les évacuations, le tout à dose qui ne puisse irriter le canal intestinal et produire ainsi des symptômes typhoïdes ou des gastro-entérites. »

« Nous devons dire que le baron Everard était broussaïste et que, par conséquent, il ne croyait pas à la spécificité des maladies, mais uniquement à leur organicité. Broussais disait que l'adynamie était le résultat de l'irritation de la muqueuse digestive et de la concentration de toutes les forces vitales en un point. En cela, il avait raison; et, s'il n'avait pas débilité les malades outre mesure par les sangsues et la diète, sa doctrine eût mérité son nom de *physiologique*. Mais, dans l'inflammation, il y a bien autre chose que l'irritation locale; il y a, comme l'ont prouvé les expériences des vivisecteurs, paralysie des nerfs vaso-moteurs et tous les phénomènes de l'engorgement qui en sont la conséquence. »

« Ainsi s'expliquent les succès de Mandt, dans le choléra asiatique, par l'emploi de la noix vomique. En effet, cette maladie consiste dans la paralysie du système nerveux ganglionnaire donnant lieu, d'abord, à un refroidissement de l'extérieur du corps et à une concentration de la chaleur à l'intérieur, les phénomènes réflexes, tels que les crampes et les vomissements étant déterminés par la moelle épinière, dont l'équilibre d'action avec le grand sympathique est rompu. »

« Nous disons que les vues de Mandt nous donnèrent à réfléchir : En effet, elles étaient basées sur les lois vraies de la physiologie. Nous nous décidâmes donc à expérimenter son mode de traitement. Il ne pouvait être question de choléra, qui, d'ailleurs, ne constituait qu'une circonstance exceptionnelle; mais nous avions les cas nombreux qui se présentent dans un service de chirurgie. »

« Jusque-là nous n'avions été guère heureux dans les opérations: les deux tiers au moins de nos opérés succombaient, soit au traumatisme aigu, soit aux infections purulentes. C'était donc le cas d'examiner si nous serions plus heureux avec la méthode défervescente. En effet, ce qui constitue le danger de la fièvre des opérés, c'est l'énorme élévation de la chaleur animale : 40, 41 et 42°. Il fallait donc abattre cet excès de calorique, non par les débilitants, mais par les excito-moteurs. Les résultats ne tardèrent pas à nous démontrer combien Mandt était dans le vrai. Tous nos blessés et opérés furent donc soumis — tant préventivement que curativement — aux alcaloïdes défervescents : strychnine, aconitine, vératrine, digitaline, etc., chez tous nous eûmes la satisfaction de voir que la chaleur animale se maintenait dans des bornes voisines de l'état physiologique: 38° c. Dans ces conditions la fièvre ne pouvait plus nuire, et nos opérés étaient empêchés de devenir des malades. Il est vrai que les pansements de Lister furent pour beaucoup dans ces heureux résultats, mais seuls ils ne les eussent pas obtenus, car avec eux notre mortalité avait été assez élevée : 15 et 20 %. Dès ce moment elle descendit à 5 et 2 %, où elle s'est maintenue depuis. »

« Nous nous souvenons de l'émotion que produisirent nos premiers essais: Nos élèves n'osaient plus quitter le chevet des malades de crainte d'empoisonnement ; — car on leur apprend dans leur cours de pharmacie que les alcaloïdes sont de violents poisons. »

« Un jour, tout l'hôpital fut en émoi : nous avions prescrit à un blessé atteint de pneumonie traumatique, l'aconitine : de demi-heure en demi-heure un granule, au milligramme. Au troisième granule il y eut de l'aconitisme, c'est-à-dire dépression vitale de toutes les fonctions ; on cria à l'empoissonnement, et ceux qui avaient déclaré jusque-là que notre traitement n'était rien que de l'homœopathie déguisée, durent se rendre à la réalité de nos granules. »

Ainsi qu'on a pu le voir par cette citation, Burggraëve était encore au fort de sa période universitaire, quand la lecture du mémoire du Docteur Everard vint attirer son attention et éclairer les aspirations qui étaient en lui. Ce fut sa vision lumineuse de la route de Damas.

Et de fait, moderne Saint-Paul, Burggraëve allait s'imprégner des idées de Mandt et, ces idées coordonnées, développées, singulièrement fortifiées, parcourir le monde en apôtre du nouveau verbe médical.

Mais, n'anticipons pas.

Ainsi qu'on l'a vu, notre réformateur était encore dans son service chirurgical de Gand, quand il fit ses premières expériences de *Médecine atomistique,* suivant les indications de Mandt.

Rendu à la liberté par une retraite si bien gagnée, Burggraëve continua ses recherches et ses nouveaux travaux.

Ce fut à peu près à cette époque qu'il publia sa *Médecine atomistique.* Mais ce titre se rapprochant trop du travail de Mandt et de ceux de Hahnemann, il le changea bientôt ; son premier *Guide de Médecine atomistique* devint le *Guide de Médecine dosimétrique.*

Ce titre est-il aussi heureux que le croit le docteur Burggraëve ? Ce titre qui fut adopté après plusieurs échanges de vue entre les docteurs Burggraëve, Hébert et M. Numa Chanteaud, alors collaborateur scientifique de Charles Chanteaud, répond-il bien à la révolution médicale du professeur de Gand ?

Je ne le pense pas, car s'il désigne assez bien une réforme dans la préparation du remède et dans son application « au mal et à l'état du malade », il ne donne qu'une idée très imparfaite de la véritable réforme médicale à laquelle la postérité attachera le nom même de son auteur.

Le Burggraëvisme remplacera la *Dosimétrie* ; comme cette dernière a succédé à la *Médecine atomistique.*

Et ce sera justice !

Ces réserves faites, il faut reconnaître que, plus heureux que la plupart des novateurs, le professeur de Gand ne tarda pas à voir sa réforme thérapeutique se répandre dans le monde entier grâce à ses nombreux travaux, à sa parole ardente et convaincue et au zèle enflammé de ses premiers disciples.

Burggraëve avait 62 ans quand il prit sa retraite universitaire, non pour se reposer d'une existence déjà si remplie, mais pour commencer une nouvelle carrière de luttes, de résistances ouvertes et occultes, de succès et de triomphes.

Il apprit alors à ses dépens que l'on ne touche pas impunément à l'arche sainte de Dame routine !

Le petit *Guide de Médecine dosimétrique* publié à un grand nombre d'exemplaires ; ses premières expériences sur les alcaloïdes, en bonne voie ; la réforme pharmaceutique s'opérant chaque jour, par la granulation des agents de la nouvelle thérapeutique ; les grands principes du Burggraëvisme assis sur les bases solides d'une saine physiologie, Burggraëve fonda le *Répertoire universel de Médecine dosimétrique* et l'envoya gratuitement aux principaux médecins de tous les pays.

Ceci se passait en 1872.

Désormais, la doctrine, née sur les bords de la Néva, transportée vagissante sur les bords de l'Escaut, allait, comme la Vénus aphrodite jaillir, en créatrice universelle, du sein des flots et se répandre dans l'Ancien et le Nouveau Monde.

Sans m'attarder à donner la nomenclature considérable des œuvres auxquelles la médecine dosimétrique a donné naissance depuis l'année 1870, je dirai que, depuis cette époque, pas une année ne s'est écoulée sans qu'un nouveau volume soit venu témoigner de l'activité du moderne Van Helmont, toujours aussi jeune, aussi ardent, aussi fort, et pour lequel les 92 années sonnées semblent n'apporter aucune des décrépitudes que le temps contient dans son sein.

Voici comment deux de nos célébrités médicales se sont exprimées dans le portrait qu'elles ont tracé du vaillant auteur de la *Médecine dosimétrique* : Paul Bert disait en 1881 : « M. le docteur Burggraëve a pris depuis longtemps, dans la science médicale, une place considérable ; son beau livre, le *Génie de la Chirurgie contemporaine* a eu de nombreuses éditions. Il a particulièrement marqué en chirurgie par l'invention des bandages ouatés et par le rôle qu'il a joué dans les progrès de la chirurgie conservatrice. »

» Intelligence vaste et ardente, à qui l'âge n'a rien enlevé de sa bouillante sève, il a toutes les qualités d'un chef d'école. »

« Le docteur Burggraëve, écrit le spirituel et savant auteur du *Médecin des Villes et des Campagnes*, feu le docteur Munaret, occupe une des premières places historiques dans la chirurgie contemporaine par ses travaux et ses innovations ; depuis qu'il s'occupe, comme médecin, de dosimétrie raisonnée et systématique, je ne le désigne plus que par une appellation familiale, pour moi, c'est l'Hippocrate belge...

« Un beau et robuste vieillard, haute stature, démarche droite et ferme ; son facies indique une prédominance des facultés réflectives ; son œil, ombragé par un sourcil bien fourni, va droit et loin ; front d'un penseur *qui ne se contente pas de penser*. Pour me résumer, au point de vue physiognomonique, le docteur Burggraëve doit joindre une grande force à une grande activité, ce qui m'a rappelé le mot de Vicq d'Azyr, à propos de Haller : « La nature l'a traité avec le soin qu'elle ne prend que pour quelques hommes rares, dont le siècle s'honore. »

Nous allons voir maintenant ce qu'est exactement l'œuvre du docteur Burggraëve par son étude comparative avec l'Homœopathie et l'Allopathie.

CHAPITRE II

Comme beaucoup de médecins dosimètres ignorent les bases de la réforme de Hahnemann ou n'en connaissent que quelques particularités, je crois bien faire en exposant cette doctrine à grands traits :

L'étude comparative entre le burggraëvisme et le hahnemannisme n'en ressortira que plus lucide et plus nette.

En travaillant à la traduction de la matière médicale de Cullen, Hahnemann avait été frappé par la constatation que les médicaments réussissant le mieux dans certaines affections, étaient ceux qui, précisément, avaient communiqué à l'homme sain des symptômes analogues à ceux qui caractérisent le mieux les maladies pour lesquelles on les employait avec succès.

Ce fut ainsi qu'à l'article quinquina, il nota plusieurs cas de fièvre produits chez des non-fiévreux par l'administration d'une certaine dose de bois de quinquina.

Impressionné par cette constatation, il se promit d'étudier ce même médicament sur lui-même et sur quelques amis.

C'est de ces premières expériences que datent les travaux qui constituèrent bientôt la doctrine qu'il allait faire connaître sous le nom d'*Homœopathie*.

En se livrant, pour ainsi dire, à la révision de la matière médicale de son temps, Hahnemann constata que, plus le médicament était approprié à l'ensemble des symptômes caractérisant la maladie, plus il opérait vivement, à des doses relativement très minimes.

Naturaliste de l'école d'Hippocrate, vitaliste et spiritualiste, il en arriva rapidement à ne voir que des désordres dynamiques dans les troubles produisant la maladie : La lésion n'était pour lui que la conséquence de ces troubles, d'où sa conclusion : *Les maladies sont des altérations virtuelles et dynamiques de la santé.*

Franchement spiritualiste en philosophie, Hahnemann, au lieu de s'en tenir avec Descartes et Stahl à la dualité humaine, admet trois substances ou natures dans l'homme : La *matière*, *l'âme*, proprement dite, et une *substance* intermédiaire, à laquelle il rapporte tous nos actes vitaux et toutes nos maladies. C'est cette substance intermédiaire qu'il nomme *force vitale*.

Cette *force vitale* est à peu près l'*âme sensitive* de Buffon et des contradicteurs spiritualistes de Descartes.

« Dans l'état de santé, dit Hahnemann, la force vitale qui anime dynamiquement la partie matérielle du corps, exerce un pouvoir illimité. Elle entretient toutes les parties de l'organisme dans une admirable harmonie vitale, sous le rapport du sentiment et de l'activité, de manière que l'esprit doué de raison qui réside en nous peut librement employer ces instruments vivants et sains, pour atteindre au but élevé de notre existence (1).

« Quand l'homme tombe malade, cette force spirituelle, active par elle-même, et partout présente dans le corps, est au premier abord la seule qui ressente l'influence dynamique de l'agent hostile à la vie. Elle seule, après avoir été désaccordée par cette perception, peut procurer à l'organisme les sensations désagréables qu'il éprouve et le pousser aux actions insolites que nous appelons maladie. »

Et plus loin : « il n'y a que la force vitale désaccordée qui produit les maladies ».

Ainsi donc, à part les maladies dites chirurgicales, l'auteur de l'Homœopathie n'admet, à l'encontre de l'Allopathie — nom qu'il donna lui-même à la vieille médecine et qui lui est resté — que des troubles du dynamisme.

C'est sur cette idée et sur celle de l'étude du médicament sur l'homme sain, dont les effets doivent être soigneusement enregistrés, qu'Hahnemann basa sa nouvelle thérapeutique.

Au *contraria contrariis curantur* des vieilles écoles, il opposa le *similia similibus curantur*, qui existait déjà sous Hippocrate, et prescrivit de donner les médicaments dont les effets et les symptômes sur l'homme sain avaient le plus d'analogie avec ceux que l'on constatait chez le malade.

En étudiant les médicaments sur l'homme sain et non sur les malades et sur les animaux, Hahnemann a créé la *matière médicale pure* et la *pharmacodynamie*.

Au lieu de se livrer à de grandes dissertations, où le plus souvent le vague le dispute à l'incohérence, Hahnemann laissa la recherche des causes et de la classification des maladies, pour ne s'en tenir qu'à l'étude méthodique de leurs symptômes et de leur ensemble.

____

(1) *Exposition de la doctrine médicale homœopathique ou Organon de l'art de guérir.* Paris, 1845. Page 108.

Au lieu d'étudier les *maladies*, il étudia les *malades*, et administra le médicament dont les symptômes sur l'homme sain sont les plus semblables à ceux que l'on observe sur l'homme malade.

A la localisation des affections, il opposa la généralité du trouble dynamique. Pour lui, plus d'altérations d'humeurs, plus de phénomènes virulents, plus d'irritations plus ou moins locales, plus de lésions ; partant, il fait table rase de toutes les dénominations qui, sous les noms de : *dérivation, révulsion, dépuration, fondant, narcotique, purgatif, vomitif,* etc., encombrent la thérapeutique officielle. Cette réforme, il la porte également à la classification des substances médicamenteuses, dont Bichat disait si irrévérencieusement : « La matière médicale est, de toutes les sciences, celle où se peignent le mieux les travers de l'esprit humain ; que dis-je ? Ce n'est point une science : c'est un mélange informe d'idées inexactes, d'observations puériles, de moyens illusoires, de formules aussi bizarrement conçues que fastidieusement assemblées ».

Les maladies étant dynamiques, c'est au dynamisme du médicament qu'il ira demander la force curative. Consciemment ou inconsciemment, il suivra cet axiome de Paracelse : « Vingt livres de substance se réduisent à une once de quintessence, qui est cependant la partie médicinale..... C'est pourquoi, moins il y a de corps, plus il y a de vraies vertus médicinales ». Axiome qui sera plus tard développé par Van Helmont, qui s'écriera aussi : « Plus une nature est spirituelle, plus elle est puissante, regardez à la qualité plus qu'à la quantité, etc. ».

Si les alcaloïdes avaient existé de son temps, tout fait supposer que Hahnemann aurait cherché en eux ce qu'il chercha dans les teintures faites avec des plantes fraîches, dans les triturations et les dilutions plus ou moins nombreuses.

Dans le début de ses études homœopathiques, Hahnemann administrait les teintures médicamenteuses par gouttes et les triturations par centigrammes. Ce ne fut que plus tard qu'il arriva aux hautes dilutions et aux nombreuses triturations de la même substance. Pratique qui ne contribua pas peu à faire traiter les préparations Hahnemanniennes de mythe.

Aux formules si complexes de l'Allopathie, il opposa l'administration d'un seul médicament à la fois. Pour en administrer un second, il fallait attendre l'épuisement de la sphère d'action du premier.

Comme Burggraëve devait le faire plus tard avec un véritable succès, Hahnemann s'épuisait à trouver dans la matière médicale pure les *armes de précision* dont il avait tant besoin.

Aux préparations si indigestes, si nombreuses, si répugnantes de l'Allopathie, il opposa trois préparations :

La teinture et ses *dilutions*, la *poudre* et ses *triturations* au sucre de lait, le *granule* ou nonpareille.

Avec cette méthode, plus de saignées, plus d'emplâtres, plus de baumes pour frictions, plus de vésicatoires, plus de rubéfiants, plus de purgatifs, plus rien ; rien que les préparations ci-dessus ; granules, poudres et teintures.

Si la méthode paraissait ainsi simplifier considérablement le fatras de l'Allopathie, elle était loin de simplifier la pratique médicale, car elle exigeait de la part des médecins une grande connaissance de la nature médicale, beaucoup de finesse, de tact, et une attention soutenue dans les détails les plus infimes comme dans les plus importants.

Ici, encore, il fallait que le médecin eût cette intuition médicale que la nature vous donne, que la pratique peut compléter, mais que l'art est impuissant à produire.

Brillat-Savarin a dit excellemment qu'on devenait cuisinier mais qu'on naissait rôtisseur. Il y a là, dans ce trait du célèbre gastronome, une loi générale qui s'applique à tous les arts, à toutes les sciences, à toutes les professions. On peut, en effet, devenir versificateur, mais on naît poète ; on peut devenir savant, très savant même, on peut discourir brillamment sur tout ce qui touche à la médecine théorique et pratique, et n'être qu'un âne au chevet du malade ; et c'est là, malheureusement, le cas de beaucoup de médecins aux superbes brevets. C'est qu'il faut, pour être praticien de premier ordre, posséder ce *sens intime*, sens qui constitue le génie des coordinations intellectuelles. Il faut *savoir voir*, *prévoir* et *pronostiquer*. Et quand on possède ce grand don du sens intime, on s'appelle Hippocrate, Galien, Van Helmont, Boerhaave, Sydenham, Bichat, Broussais, Bazin, Hahnemann, Burggraëve.

Aux principes généraux que je viens d'énoncer succinctement, Hahnemann ajouta celui de traiter les maladies chroniques par un traitement analogue, et les maladies aiguës par un traitement aigu, sans s'écarter du principe de donner le médicament seul et toujours *similaire* aux symptômes.

Par suite de considérations intellectuelles qu'il me serait trop long de développer ici, Hahnemann, se basant sur ce fait que, plus le médicament est homœopathique à la maladie et plus il agit énergiquement en réalisant le *Tuto, cito, jucunde* des anciens, en arriva à diluer une goutte de *teinture mère*, ou alcoolature, dans 99 gouttes d'alcool dilué et à ne donner qu'une goutte ou deux de ce médicament, devenu la première dilution.

Cette dilution, Hahnemann, qui avait toujours réclamé pour les médecins le droit de préparer leurs médicaments, la faisait en imprimant au flacon contenant le liquide médicamenteux une série de fortes secousses pouvant aller jusqu'à cent.

En opérant ainsi, le fondateur de l'Homœopathie, croyait-il ne faire qu'un mélange parfait des molécules médicamenteuses et alcooliques ? Ou savait-il qu'il produisait, par le frottement moléculaire, une puissance électro-magnétique en harmonie avec la nature même de la substance médicamenteuse ?

La première supposition me paraît la plus probable, car je crois être le seul médecin ayant constaté la présence d'une puissance électrique dans les dilutions faites par secousses, et les triturations obtenues en triturant énergiquement, toujours dans le même sens.

Quoi qu'il en soit de cette observation, ce qui est certain, c'est que sur ses vieux jours Hahnemann en était arrivé à préférer les hautes dilutions — 8°, 10°, etc, — aux basses dilutions et aux teintures mères. Il en était naturellement de même des triturations faites avec la poudre des substances mères.

Comme devait le constater plus tard Burggraëve en des pages d'une superbe envolée, Hahnemann ne cherchait dans l'administration d'un médicament que la force strictement nécessaire à la production de la réaction vitale.

« Vivre, c'est réargir », disait-il.

Réagir, ajouterai-je volontiers, c'est chercher à équilibrer les forces de l'organisme ; c'est réaliser le fameux : *mens sana incorpore sano.*

Hahnemann eut ses Judas de la première heure, disciples jaloux de la gloire naissante du maître, cherchant à l'altérer, à l'amoindrir pour s'en approprier la plus grande part ; fable éternelle de l'âne se parant de la peau du lion.

Ce furent ces disciples infidèles qui décidèrent Hahnemann à quitter Leipsick pour Cœthen et plus tard pour Paris, où il s'éteignit, en 1843, à l'âge de 88 ans.

Depuis la mort du fondateur de l'Homœophathie, sa doctrine a subi deux crises assez sensibles : après être montés jusqu'aux dilutions les plus élevées — 200° et même 300° — les homœopathes sont revenus au début des premiers travaux hahnemanniens. Emboîtant le pas à leurs collègues de l'Amérique du Nord, ils prescrivent aujourd'hui les basses dilutions et les teintures mères. Il en est de même des poudres et des triturations

Telle est, dans ses grandes lignes, la doctrine formulée par Hahnemann aux beaux jours du règne de la méthode de Broussais. Broussais qui, déjà vieux, génie à son déclin, ayant d'abord représenté l'Homœopathie comme une absurdité sans pareille et indigne de tout examen, s'était écrié, plus tard, en 1833 : « Si l'Homœopathie n'était pas une absurdité, elle serait une vérité immense !! » pour affirmer, deux ans plus tard, de sa voix profonde et vibrante : « Je ne connais dans les sciences que l'autorité des faits et, en ce moment, j'expérimente l'Homœopathie..»

Maintenant que j'ai montré l'œuvre de Hahnemann dans ses grandes lignes, je vais la comparer à celle plus moderne du novateur de Gand.

Pour tous les médecins dosimètres, imbus des principes du Maître, vitalistes comme lui, la doctrine homœopathique doit apparaître comme le jalon précurseur de la dosimétrie.

Les deux écoles, en effet, reconnaissent, avant tout, la puissance dynamique de l'organisme humain et cherchent à en rétablir l'équilibre par *l'administration de médicaments actifs, tirés des trois règnes de la nature.*

L'une et l'autre ont pour base d'administrer le médicament à sa plus grande pureté et sont opposés aux formules complexes de l'allopathie.

Le granule joue le principal rôle dans leur pharmacopée, et les deux Maîtres prescrivent à leurs disciples l'expérimentation du médicament sur l'homme sain.

Certes, rien ne se rapproche davantage à première vue.

Mais, si l'on considère, de près la Dosimétrie et l'Homœopathie, on constate que, parties d'un même point : la *nature dynamique des maladies,* elles ne tardent pas à bifurquer, pour constituer deux routes différentes, deux méthodes opposées, dont l'une, la Dosimétrie, peut servir de pont entre l'Allopathie, à laquelle elle se rattache par plus d'un point, et l'Homœpathie dont elle paraît découler en temps que principe.

Le vitalisme de Burggraëve se rapproche, en effet, davantage du naturalisme d'Hippocrate, que des idées plus spiritualistes de Hahnemann. A ce pointe de vue, Barthez paraîtrait plutôt comme le précurseur de Burggraëve, et en l'appelant « l'Hippocrate Belge », Munaret l'a classé avec un mot comme il le mérite.

La pratique dosimétrique fait une large part aux symptômes et se rapproche singulièrement en cela de la doctrine homœopathique.

Mais tandis que cette dernière n'étudie que les symptômes fournis par la maladie ou par le médicament, la Dosimétrie les rattache à deux grandes branches. Les maladies *sthéniques* et les maladies *asthéniques,* tout en reconnaissant que la forme étant souvent trompeuse, l'asthénie peut se trouver au fond de la sthénie.

La médecine dosimétrique est donc une symptômatologie ; mais c'est une symptômatologie raisonnée, accordant au principe vital une puissance de réaction et une force de conservation que Hahnemann était bien éloigné de lui reconnaître.

Pour la Dosimétrie, c'est en effet la force vitale qui dirige le consensus harmonique de la santé et les actions morbides ; ainsi que l'indique la tradition hippocratique : *Quæ faciunt in sano actiones sanas cœdem in ægro morbosas.* Toute sa théorie et sa pratique prouvent l'axiome qu'Hippocrate opposa à toutes les erreurs de son temps, et qui contribua à lui valoir le nom de Père de la médecine : *Natura morborum médicatrix.*

Si Hahnemann a accordé une grande influence à la *Psore* comme cause des maladies chroniques, Burggraëve n'hésite pas à faire jouer aux *diathèses*, acquises ou constitutionnelles, un rôle prépondérant ; de là, sa loi de la *dominante* et de la *variante*, loi infiniment pratique et dont la lumineuse clarté sert de guide aux médecins dosimètres.

Un mot d'explication à ce sujet :

Il y a dans toutes les maladies chroniques une cause que j'appellerai *causale* et qui tient sous sa dépendance le chapelet de la symptômatologie. C'est à cette cause, qui peut être acquise ou constitutionnelle, que s'applique le traitement de la *dominante*, alors que la *variante* s'appliquant aux symptômes ou expressions morbides, peut varier comme eux afin de mieux les suivre dans leurs multiples retranchements.

Prenons pour exemple la phtisie :

La tuberculose pulmonaire, une dans sa forme générale, dans ses grandes lignes, peut être multiple dans ses causes, et, n'en déplaise à nos chercheurs de petites bêtes modernes — microbes ou autres infiniment petits — reconnaître, pour dominante, une scrofulose, une dartrose, une rhumatose, une intoxication palustre, typhique, variolique, etc., ou encore, ce qui est souvent le cas, une constitution hémorroïdale.

Dans ces conditions, ira-t-on traiter les tuberculoses pulmonaires comme si elles reconnaissaient un même principe, ainsi que l'Allopathie s'acharne si maladroitement à le faire par ses soi-disant spécifiques microbiens ? Agir ainsi, ce serait faire absolument fausse route et se préparer de cruels mécomptes, semblables à ceux que nous voyons tous les jours pour ces *grrrrandes découvertes*, qui vivent juste le temps d'apparaître brillamment dans les journaux quotidiens, dont la prose dithyrambique se mesure et se compte à la caisse du journal.

Plus scientifique, plus digne, plus en rapport avec les grandes lois de la physiologie humaine, plus hippocratique, la Dosimétrie, s'inspirant de la formule du Maître, traitera ces *unités causales* de la tuberculose par une *dominante*, dont la base sera le sulfure de calcium, les arséniates, les préparations iodées, bromurées, etc.

Quant aux symptômes, ils seront traités par la *variante*, c'est-à-dire qu'on combattra la toux fatigante et rebelle, l'insomnie, l'inappétence, l'oppression, les transpirations abondantes, la fièvre diurne ou nocturne, par les médicaments dont la sphère d'action s'applique précisément à ces différents symptômes ; ainsi, contre la toux, le dosimètre aura recours aux narcotiques qui n'arrêtent point l'expectoration — narcéine, codéine, etc. — aux cyaniques, à l'iodoforme, etc. ; pour modérer la fièvre, ou calmer le système nerveux vaso-moteur, il donnera l'aconitine, la digitaline ; pour combattre les accès il pourra avoir recours à l'arséniate de quinine ; pour soutenir l'inervation, à la brucine ou à la strychnine, et pour empêcher les phénomènes de colliquation, aux modificateurs spécifiques.

Il va de soi que je n'ai pris la tuberculose pulmonaire que comme exemple, sans avoir la prétention de traiter *ex professo* la question ; ce que je me propose de faire sous peu, dans un volume destiné spécialement à l'étude de cette affection, plus cruelle par sa mortalité effrayante que ne le sont les fléaux qui, de temps en temps, adressent leurs cartes de visite à l'humanité.

On peut voir, par ce rapide exemple, combien cette seule loi de la *dominante* et de la *variante*, assure à la Dosimétrie une supériorité pratique sur l'Homœopathie. Avec cette loi, en effet, le médecin dosimètre est puissamment armé contre les causes et les effets, tandis que l'homœopathe ne possède que des armes symptômatologiques, et encore ces armes, ne peut-il s'en servir que l'une après l'autre, alors que le dosimètre peut en employer plusieurs dans la même journée, sans pour cela suivre l'Allopathie dans ses monstrueuses préparations, véritable *olla-podridas* d'une science égarée par la foule des systèmes qui s'y sont implantés, en y laissant tous des bribes de leurs conceptions.

Mais ce n'est pas tout : A cette loi si logique, si vraie, si naturelle de la *dominante* et de la *variante*, il faut ajouter celle de la *jugulation* des maladies, c'est-à-dire cette admirable *trilogie* qui, seule, suffirait à assurer la gloire du Dr Burggraëve si elle n'existait déjà !

Arrêtons-nous un instant sur ce mot de jugulation ; nous saisirons mieux ainsi les heureuses conséquences qu'il porte en son sein.

Certes, l'auteur de la Dosimétrie n'est ni le créateur du mot, ni le premier partisan de la chose ; mais, repoussée par les uns, reconnue possible par les autres, la jugulation des maladies était encore l'X médical quand Burrgraëve, inspiré par Mandt, commença ses travaux de thérapeutique. Ce problème, légué aux générations médicales par Hippocrate et Galien, il le résolut par l'affirmative et prouva la solidité de sa solution en modifiant l'élément fièvre, dès ses premières manifestations, par l'administration des alcaloïdes antiphlogistiques.

Ce que Hahnemann produisait quelquefois avec l'aconit, ce que Broussais avait cherché dans la saignée coup sur coup et une diète sévère, ce que Raspail avait pressenti et essayé par ses applications externes d'eau sédative, Burggraëve le réalisa pleinement à la suite de son étude sur les alcaloïdes. Grâce à elle, la jugulation des maladies aiguës devenait un fait accompli et constituait désormais une des lois de la nouvelle méthode.

Aux doses *minima* et *maxima* de l'Allopathie, Burggraëve avait opposé le principe de donner le médicament à doses fractionnées *jusqu'à effet*, en se basant sur le principe que j'ai déjà énoncé : *Aux maladies aiguës un traitement aigu ; aux maladies chroniques, un traitement chronique.*

Or, si l'auteur de la Dosimétrie n'avait pas formulé le principe ci-dessus, nul doute que la jugulation des maladies ne fût encore restée le grand X médical. Et, en effet, pour combattre la fièvre et ses périodes de chaleur et de froid, il fallait avoir recours aux alcaloïdes défervescents : aconitine, vératrine, etc., aux incitants vitaux : brucine, strychnine, etc., mais pour agir ainsi, il fallait avoir une posologie permettant d'expérimenter *in anima vili* les propriétés de ces alcaloïdes, jusque-là si redoutés.

La Dosimétrie, en fournissant cette posologie, avec ses granules contenant un demi-milligramme, un milligramme et un centigramme de substance active, permettait l'expérimentation sur l'homme sain et la conduisait, tout naturellement, au principe de donner le médicament ainsi fractionné jusqu'à effet.

C'est en suivant cette marche sage et prudente que Burggraëve en arriva à formuler ainsi les propriétés générales des alcaloïdes et la possibilité de la jugulation des maladies aiguës.

Et ici laissons la parole au réformateur belge :

« Les médicaments dosimétriques, dit-il (1), ont une action de pure catalyse, ce qui explique les effets presque immédiats qu'on en obtient — comme le passage de l'électricité le long des fils du télégraphe.

Cette action est également élective, comme le montrent les mydriatiques; atropine, hyosciamine, qui, à peine ingérés, déterminent la dilatation des pupilles.

La morphine et la digitaline, au contraire, resserrent les sphincters, tant de l'œil que de la vessie, de l'utérus.

Nous venons de comparer les médicaments dosimétriques à nos télé-

---

(1) *Guide du Médecin dosimètre.* Georges Carré, éditeur. Paris, 1892.

graphes ; or, de même que ceux-ci transmettent plusieurs courants sans les confondre, de même les médicaments dosimétriques antagonistes peuvent être donnés ensemble, sans que leurs actions se centralisent.

C'est ainsi que, dans bien des cas, on donne simultanément la strychnine, l'hyosciamine, l'aconitine, la digitaline, etc.

Cette combinaison est loin d'être de la polypharmacie, comme les allopathes en font le reproche aux dosimétristes. C'est le contraire qui est vrai, ainsi que l'a dit un des leurs, le docteur Forget, dans son livre : *Principes de thérapeutique* : « En donnant plusieurs substances à la fois, on (les allopathes) a espéré que quelqu'une d'elles atteindrait le mal ; c'est ce que je nomme une décharge à mitraille. » (Eléments de thérapeutique, etc.)

En dosimétrie, au contraire, tous les coups portent, parce qu'ils sont méthodiques ou plutôt physiologiques.

Les alcaloïdes, une fois leur effet produit, se décomposent, et il n'en reste plus de trace dans l'économie. Ce n'est que dans les empoisonnements volontaires ou criminels qu'on retrouve le poison par la quantité du liquide ingéré, et encore cette action a-t-elle été toute locale, les tissus ayant été brûlés (1).

Les alcaloïdes exercent une action double, et sur le système cérébro-spinal et les nerfs de la vie animale, et sur le grand sympathique ou les nerfs ganglionnaires vaso-moteurs.

Mais comme les deux systèmes nerveux sont liés l'un à l'autre par leurs racines, il en résulte que l'action thérapeutique générale a lieu sur les deux à la fois.

Nous disons l'action locale, parce que certains alcaloïdes ont un lieu d'élection, comme les mydriatiques sur les sphincters, la morphine sur les cellules cérébrales, la cicutine sur les cellules spinales, dont elle modifie la sensibilité, comme la strychnine sur les fibres musculaires, dont elle active l'action. D'autres agissent d'une manière marquée sur le système secréteur en diminuant la pression intravasculaire, comme la digitaline sur le système rénal.

Il en résulte que les alcaloïdes sont indiqués dans toutes les maladies, tant générales que locales, aiguës et chroniques, parce que dans toutes, il y a trouble physiologique ou fonctionnel avant que les conditions matérielles des organes soient atteintes.

Dans la fièvre, les alcaloïdes font tomber le pouls et la chaleur morbide en les ramenant à la moyenne physiologique, 37° c.

---

(1) Dans la cause célèbre de Bocarmé, la nicotine a pu être constatée dans les matières vomies par la victime, et par les brûlures de la bouche, du larynx, de l'œsophage et jusqu'à l'estomac.

Cette chute est plus ou moins rapide, selon l'intensité de la réaction et la cause qui l'a déterminée.

Ainsi, dans la fièvre intermittente franche, il suffit souvent d'une seule administration de sulfate de quinine pour couper l'accès.

Dans les fièvres pernicieuses et infectieuses, qui se composent d'une série plus ou moins régulière d'accès ou redoublements, soit le soir, soit le matin, soit dans la journée (fièvres recurrentes), il faut insister sur l'emploi de la quinine, tant que la calorification, la circulation et les sécrétions ne sont pas revenues à leur état normal.

Les alcaloïdes, par leur amertume plus ou moins pénétrante, sont microbicides ; sans pour cela que les microbes soient propres à la fièvre, car il y a des fièvres franches où l'on ne constate pas ces infiniments petits et, par conséquent, non infectieuses.

Les alcaloïdes sont des oxydants du sang, c'est-à-dire qu'ils en diminuent la vénosité et, par conséquent, la chaleur morbide ; car on sait que le sang veineux est plus chaud que le sang artériel de 1° c.

Ils favorisent, en outre, l'élimation des déchets organiques, des principes excrémentitiels et rendent ainsi le sang moins échauffant ; de là, l'abaissement du pouls.

Il ne faut pas confondre cette action apyrétique avec celle des hydrocarbures, alcool, éther, des acides phénique, salicylique, etc., qui, au contraire, éteignent les globules rouges et produisent une dépression brusque de la chaleur et du pouls.

Nous pensons donc que ces produits de laboratoire doivent être rejetés de la pratique. D'ailleurs, pourquoi ces produits artificiels quand on a des produits naturels ?

Les alcaloïdes doivent toujours être administrés à doses fractionnées jamais à dose massive. C'est sous ce dernier rapport que pèche l'Allopathie en substituant souvent à un mal naturel un mal artificiel. C'est ainsi que de fortes doses de quinine provoquent une fièvre d'accès qu'on nomme fièvre quinique. C'est de là qu'est venu le principe hahnemannien du *similia similibus*.

Les alcaloïdes doivent être donnés à intervalles plus ou moins rapprochés, selon que la maladie a une marche plus ou moins rapide ; de là, le précepte dosimétrique : « Aux maladies aiguës un traitement aigu, aux maladies chroniques, un traitement chronique ».

C'est sur ce précepte que repose la jugulation des maladies à marche galopante, telles que les fièvres et les maladies de consomption ou phtisie. »

Mes lecteurs doivent voir maintenant combien est grande la différence qui existe en fait entre l'Homœopathie et la Dosimétrie. Si les deux méthodes partent de la même base, du même tronc, on conviendra que leur bifurcation est assez vaste pour qu'elles ne puissent que difficilement se tendre la main. Pendant que l'une, la Dosimétrie, se rattache encore à toutes les grandes traditions de l'école hippocratique, l'autre s'en écarte de plus en plus, pour former cet ensemble qui la constitue l'opposée de toutes les traditions médicales.

On pourrait dire de la Dosimétrie qu'elle constitue un mélange d'anatomo-physiologie et d'humorisme, trituré par un puissant vitalisme naturiste hippocratique.

C'est en effet, à l'antique doctrine de l'humorisme qu'il faut rattacher la théorie des diathèses et de leurs conséquences, « se manifestant d'abord par des troubles de la crasse sanguine, puis par des altérations de la nutrition, dans son double mouvement de composition et de décomposition des tissus, ou par une substitution d'éléments anormaux aux éléments normaux. »

Tout naturellement, l'idée des diathèses a conduit le Dr Burggraëve à celle des médicaments spécifiques, ou propres à agir directement sur la source de l'affection. Si de ce côté, l'éminent chirurgien de Gand ne s'exprime pas d'une manière bien catégorique, il faut reconnaître que toutes ses préoccupations thérapeutiques laissent percer à chaque pas cette recherche du spécifique.

Mais il est dans les travaux du Maître une pensée dominante, dont il me faut parler au risque de ne donner qu'une idée incomplète de sa grande réforme.

Cette pensée, ainsi qu'on va le voir, se rattache encore à la doctrine humoriste d'Hippocrate et de Galien.

Préoccupé comme tous les vrais médecins et philanthropes de prévenir la maladie en facilitant le bon fonctionnement de tous les viscères ; partisan de l'école physiologique qui établit la durée de la vie humaine à cent ans, le Dr Burggraëve a fondé tout un système de longévité par l'emploi journalier du sulfate neutre de magnésie déshydratée et l'usage rationnel de l'aconitine, de la digitaline et de la strychnine ; les trois alcaloïdes pris ensemble, à la dose d'un demi-milligramme chacun.

Ces trois alcaloïdes sont devenus la *trilogie* ou *trinité* des médecins dosimètres ; ils sont, en effet, aussi souvent prescrits comme médicament prophylactique que comme agent curatif de premier ordre.

Quant au sulfate neutre de magnésie déshydratée, il est devenu, sous le nom de Sedlitz deshydraté Numa Chanteaud, le laxatif et le rafraîchissant le plus universellement connu.

Ce sel, qui se rencontre en grande quantité dans l'eau de mer, et dans les eaux minérales salines, active les fonctions intestinales par le lavage de sa muqueuse et la légère stimulation qu'il imprime à tout ce vaste réseau.

Dans ces conditions, on peut affirmer que le sedlitz Numa Chanteaud est la base de tout traitement dosimétrique, aigu ou chronique, comme il est la base de l'hygiène thérapeutique, dont le but est d'obtenir la longévité par le maintien de l'équilibre des fonctions vitales qui constituent la santé.

Enfin, pour achever de donner les grandes lignes philosophiques et thérapeutiques qui augmentent la séparation entre la Dosimétrie et l'Homœopathie, il faut ajouter que les dosimètres font grand cas dans leur thérapie des phénomènes qui constituent la douleur, le spasme et l'hypérémie, et que, tout en se montrant adversaires résolus du cycle des maladies aiguës, ils n'oublient jamais le précepte d'Hippocrate :

Primo non nocere !

En somme, l'œuvre du professeur émérite de Gand, ne tend à rien moins qu'à constituer une synthèse médicale, dans laquelle viendront se fondre, pour créer un superbe monument, les doctrines du passé et les progrès de l'avenir !

Les homœopathes qui commencent à prescrire plusieurs médicaments à la fois, dont quelques-uns se rattachent à l'électro-homœopathie de Sauter de Genève, viendront par la force des choses à la Dosimétrie, car ils trouveront dans cette méthode les *desiderata* que je leur ai entendus formuler bien souvent.

Malgré leur dissidence actuelle, une union se fera certainement entre ces médecins vitalistes, partis du même point, ayant la même conscience et presque la même foi.

Est-ce qu'au point de vue de la posologie même, le granule dosimétrique, dissous dans plusieurs cuillerées d'eau que l'on administre jusqu'à effet, par doses fractionnées, ne constitue pas un médicament pouvant être homœopathique au cycle symptômatique de la maladie ?

Est-ce que Hahnemann et Burggraëve ne sont pas deux grandes figures, dignes de l'union qui pourrait conduire leurs disciples à la conquête du monde médical officiel ?

Qui donc oserait contester, à Hahnemann, la gloire d'avoir créer la pharmacodynamie et d'avoir constaté, *urbi et orbi*, la nature dynamique du principe qui régit et la santé et la maladie ?

Et qui donc oserait disputer, à Burggraëve, la gloire d'avoir comblé les lacunes qui existent dans l'Homœopathie, et d'avoir, grâce à ses anciennes attaches allopathes, occupé brillamment le terrain resté libre par la séparation de l'Ecole homœopathique d'avec l'Ecole allopathique ?

Sur ce terrain solide, fortement éclairé par les rayons des soleils qui ont vivifié l'art médical, espérons qu'homœopathes et allopathes viendront se réunir un jour pour le bien des malades et le bonheur de l'humanité.

Voyons, maintenant, comment se présente la Dosimétrie devant l'Allopathie.

CHAPITRE III

Ici, mon œuvre devient plus facile. Je n'ai qu'à donner la parole aux Maîtres de l'Allopathie ou médecine des écoles.

Par le mot Allopathie, Hahnemann entend désigner l'ensemble des systèmes constituant ce qu'on est convenu d'appeler la médecine scolastique.

Mais cette médecine quelle est telle ? Bien fin qui pourrait le dire, car ce qui était l'Ecole au temps d'Hahnemann a cessé d'exister il y a beaux jours.

Et il en a toujours été ainsi ; de tous temps, on a vu ce qui était *vérité en deçà* devenir *erreur au delà*.

En réalité, il y a eu une foule de systèmes, brillant d'un éclat plus ou moins vif pendant un certain nombre d'années, mais il n'y a jamais eu, à proprement parler, de véritable science médicale.

L'enseignement d'hier étant détruit par celui du lendemain, on comprendra sans peine combien étaient nombreuses les contradictions et les erreurs.

Une histoire de l'art médical, depuis Hippocrate jusqu'à nos jours, constituerait certainement l'histoire la plus contradictoire, la plus étrange et la plus désolante, que l'esprit humain puisse parcourir.

Et cela s'explique :

Tout d'instinct à ses débuts, l'art médical marcha bientôt de pair avec les conceptions philosophiques et religieuses de l'antiquité. Plus tard, la philosophie s'étant emparée du premier rang, on vit ses doctrines influencer à tel point ce qu'on est convenu d'appeler la science médicale, qu'il est facile de les retrouver dans la foule des systèmes qui, tour à tour, s'imposèrent à la thérapeutique.

Malheureusement pour l'humanité, l'étude et la pratique de la médecine ne se démocratisèrent jamais. Toutes deux restèrent l'apanage d'abord des prêtres, puis d'un groupe d'hommes qui formèrent comme un sacerdoce civil, d'où était exclu le public; et celui-ci, par ignorance, paresse ou insouciance, confia à ces hommes privilégiés, le soin de veiller à la conservation de sa santé et de la rétablir quand il l'eut perdue.

Eh bien ! Il faut avoir le courage de le dire, de ce manque de démocratisation résultèrent et pour l'art médical et pour le public les funestes erreurs, les désastreux préjugés qui ont fait et font encore tant de victimes. L'homme, ignorant de tout ce qui touche à sa santé, ignorant des moyens qui peuvent la lui rendre, se livra à la merci du premier venu. Heureux quand il rencontra un homme de cœur, un véritable médecin ; à tout jamais malheureux quand il tomba sur un charlatan !

Et c'est parce qu'il en a toujours été ainsi, qu'on a vu les novateurs, les médecins à l'esprit hardi et créateur, finir par en appeler au public, comme au juge suprême, chargé de se prononcer en dernier ressort. Et le public, ce *M. Tout-le-Monde*, auquel Molière attribuait tant d'esprit, a toujours fini par donner raison aux hommes qui ne craignaient pas d'attirer sur eux les sarcasmes et les faciles railleries de la tourbe des médicastres.

Tel a été le cas de Raspail, de Hahnemann et tel est celui de Burggraëve.

En donnant le nom d'Allopathie à l'ensemble des systèmes qui constitue ce que l'on est convenu d'appeler la *médecine officielle* ou des *écoles*, Hahnemann indiquait tout particulièrement la base principale sur laquelle reposent les systèmes de traitements qui découlent des méthodes qui ont dirigé ou dirigent encore les écoles.

Cette base, c'est l'axiome célèbre de Gallien :

Contraria contrariis, curatur

Ou, en termes vulgaires, le *traitement des maladies par ce qui leur est contraire. Les contraires guérissent par les contraires.*

La médecine officielle est-elle et a-t-elle toujours été fidèle à cet axiome galiénique ? Certes, non. Elle s'en écarta souvent et, antérieurement à Hahnemann, plusieurs médecins, suivant en cela les conseils d'Hippocrate, indiquaient et prescrivaient les vomitifs comme moyen de guérison des vomissements, les purgatifs pour combattre certaines formes de diarrhée, et, naguère encore, un médecin distingué des Etats-Unis administrait un des plus puissants astringents : le tanin, dans la constipation opiniâtre.

Mais ces faits étaient et sont encore considérés par les médecins allopathes comme des phénomènes spéciaux, ne détruisant en rien la règle générale formulée par le véritable chef des écoles allopathiques : Galien.

La loi des contraires est donc le phare qui, depuis des siècles, a dirigé les principaux adeptes d'Esculape dans les traitements des maladies aiguës ou chroniques ; or, il faut le reconnaître, la direction prise à la lueur de ce phare fut le plus souvent déplorable et pour plus d'un doctrinaire, le rivage ne fut qu'un gouffre, où vinrent s'engloutir l'éclat des théories et les brillantes réputations !

Si j'ai jusqu'ici parlé des doctrines, des systèmes et des méthodes qui constituent l'allopathie au pluriel, c'est que les productions de ce genre de la médecine officielle sont si nombreuses qu'il me faudrait écrire un gros livre pour les examiner. Il me suffira de dire qu'il n'est pas un système, pas une théorie philosophique, qui n'ait donné naissance à plusieurs théories médicales et méthodes thérapeutiques. Quant à rappeler toutes les absurdités qui ont été imaginées pour expliquer la cause et la nature des maladies, je m'en garderai bien. Du reste, ceux qui seraient curieux de connaître tout ce qui a été écrit sur ces sujets, peuvent consulter nos bibliothèques. Ils y trouveront amplement de quoi contenter leur curiosité.

Un fait bien digne de remarque, et tout en faveur, suivant moi, de l'illustre médecin de Cos, c'est que toutes les théories médicales citent, pour preuve de leur excellence, des passages tirés de ses œuvres. Toutes s'appuient sur les travaux d'Hippocrate, toutes cherchent et trouvent dans ses livres et dans ceux qu'on lui attribue, des confirmations de leur manière de voir. *Vitalistes, humoristes, solidistes*, etc., il n'est pas un révolutionnaire qui ne se soit présenté au monde médical autrement que sous le drapeau d'Hippocrate d'abord, de Galien ensuite. Quand je dis tous, je me trompe ; trois ou quatre firent exception à la règle, et en tête de ces radicaux de la médecine, je dois citer l'illustre Paracelse. Celui-ci, bien loin de se faire traîner à la remorque par l'esprit de Galien, le traduisit à son tribunal, faisait brûler ses livres et le houspillait de sa verve endiablée, en lui prédisant la mort de sa doctrine et le triomphe de ses travaux personnels, alors si vivement attaqués par la foule des médicastres. Il faut lire certaines pages de ce bouillant réformateur, pour pouvoir se faire une idée de son mépris pour Galien et Aristote... Vulgaire et familier le plus souvent, son style s'élève aux splendeurs de la pensée et du langage quand il cite à sa barre ces illustres morts. Ses critiques sont toujours essentiellement ricaneuses, et si, dans certains passages, elles frisent la grossièreté et se laissent emporter par la passion, il faut avouer qu'elles sont presque toujours remarquables par le bon sens et la raison.

Paracelse fut l'amant dévoué de l'expérimentation. Esprit essentiellement frondeur et sceptique, il sut réunir en lui l'audace des grands révolutionnaires et la haute philosophie des sages! Brave, ardent, un peu rageur, éloquent dans ses attaques, se surexcitant par ses paroles et ses écrits, il est toujours sur la brèche quand il faut combattre la routine et les préjugés. Il faut l'entendre, quand il s'adresse aux charlatans « qui cherchent à tout compliquer pour rendre leur art incompréhensible au vulgaire ». Partisan fiévreux de la simplicité des remèdes et des vulgarisations scientifiques, il se fait un culte de la nature et se montre franchement vitaliste dans sa philosophie.

Que de *découvertes modernes* lui doivent le jour ! (1).

Que de systèmes, depuis l'homœopathie jusqu'à la Dosimétrie, doivent le reconnaître pour aïeul !

Beaucoup de personnes font d'Hippocrate le fondateur et l'auteur de la médecine ; c'est là une grossière erreur ! Hippocrate ne fut ni le fondateur, ni l'inventeur de la médecine. Il en fut l'écrivain synthétique du temps. Il résuma, dans ses écrits, toutes les connaissances de son époque qu'il plaça sous la direction d'une grande vérité, le *Naturisme !* Philosophe admirable, homme intègre, praticien remarquable, doué d'un esprit de *condensation* et de *divination,* il imposa toute son œuvre et son individualité aux générations futures par la beauté et l'éclat de ses conceptions ! A ce titre, il a droit à notre profonde reconnaissance.

La philosophie d'Hippocrate est directement sous l'influence des idées léguées par la philosophie de la LXXX⁰ olympiade.

Elle se fonde en grande partie sur l'autorité d'Anaxagore et de Pythagore ; sa base est le vitalisme mêlé d'un peu d'humorisme ! Ce n'est pas de l'éclectisme, comme un examen superficiel tendrait à le faire admettre, mais bien un véritable système des doctrines et des idées du temps.

L'*hippocratisme* est en opposition avec une célèbre école de la même époque : Je veux parler de l'*Ecole de Gnide.* Pour cette école, dont les principes existent encore aussi vivaces qu'à l'époque d'Hippocrate, toutes les maladies sont localisées et ne présentent que des modifications organiques. Précédant Boissier, Sauvage et les organiciens de notre temps, les Gnidiens jugeaient les maladies par leurs symptômes et essayaient de les classer à ce point de vue.

Voici l'opinion d'Hippocrate sur les sentences gnidiennes :

« Ceux qui ont recueilli les sentences qu'on nomme gnidiennes ont bien tracé les symptômes morbides tels qu'ils se présentent, ainsi que la manière dont certaines affections se terminent, mais on en pourrait faire autant, sans être médecin, en s'informant auprès des malades de ce qui leur arrive. On a négligé dans Gnide bien des choses que le médecin doit savoir, sans les apprendre du malade, et qui sont essentielles pour l'appréciation exacte du mal... Quelques-uns n'ignoraient

---

(1) On doit à Paracelse plusieurs préparations de mercure qu'il employa le premier à l'intérieur ; les composés d'arsenic, d'antimoine, de zinc, de fer, de plomb, d'albumine, les carbonates alcalins, les préparations d'opium, etc. Au principe de Galien, *Similia,* etc., il opposa une médecine *substitutive* ou perturbatrice des plus énergiques, qui fut couronnée souvent des plus grands succès dans la lèpre, l'hydropisie, la goutte, les affections syphilitiques et autres maladies chroniques.

pas cependant les divers caractères des maladies et leurs différentes formes, mais ils se sont mépris quand ils ont voulu en faire une répartition bien ordonnée, car l'erreur dans le dénombrement est facile, si l'on distingue une maladie d'une autre par une simple nuance, si l'on donne un nom différent à toutes celles qui ne sont pas identiques (1).

Ne croirait-on pas en lisant ces lignes qu'elles ont été écrites hier, en réponse aux prétentions des disciples de l'*anatomophysiologie* faisant, dans la pratique, de la médecine purement symptômatique ?

D'Hippocrate (2) à Galien, c'est-à-dire du siècle de Périclès, 400 ans environ avant Jésus-Christ, au IIe siècle de notre ère (131), la lutte entre l'Ecole de Cos et celle de Gnide continua avec des succès et des revers relatifs pour l'une et l'autre Ecole.

S'inspirant principalement des œuvres d'Hippocrate, Galien lança l'art de guérir dans la voie qu'il devait suivre dans les siècles futurs avec des succès bien contestables.

Né à Pergame, 131 ans après Jésus-Christ, fils d'un architecte très instruit et aussi austère que probe, Galien doit une grande partie de sa fortune à son séjour à Rome où régnait l'empereur Marc-Aurèle. Peut-être eût-il vécu ignoré à Pergame, au milieu de ses maîtres, tandis qu'à Rome il ne trouva que des disciples ayant tout à apprendre, et des maîtres du monde heureux d'attacher à leur couronne une gloire qui devait encore rehausser l'éclat de leur domination.

On a fait de Galien un éclectique. Est-ce exact ? Je ne le pense pas. Le roi de la médecine, comme on l'appela bientôt, fut *universel*, il est vrai, mais sa doctrine pencha vers le *vitalisme* et l'*humarisme* d'Hippocrate ou, plutôt, elle tendit à réunir les écoles de l'antiquité pour constituer l'œuvre incomplète à laquelle on a donné le nom de *Galiénisme* et qui devait, si rapidement, devenir l'Evangile scientifique et médical du monde savant.

Galien l'a dit ! Voilà la phrase qui servit de dernier argument dans les polémiques qui eurent lieu entre les anatomistes, les cliniciens et les physiologistes des siècles passés.

Mais ne nous perdons pas dans cette étude scientifique du début de la médecine des écoles ou allopathie. Laissons l'histoire de toutes ces divisions, de ces schismes, de ces disputes et de ces éclats de lumière, pour arriver à ce qu'elle est de nos jours.

J'ai dit, plus haut, que la loi des contraires fut le phare qui guida les fils d'Esculape dans leur marche à travers les incertitudes d'une pratique

---

(1) Hippocrate, t. II, *Régime dans les maladies aiguës.*
(2) Hippocrate vit le jour à Cos, l'une des Cyclades, 460 ans avant notre ère, sous le règne d'Artaxercès Longuemain.

médicale soumise à tous les flux et reflux des systèmes ; j'ajouterai que cette loi est encore celle qui préside à la direction des principaux traitéments des écoles officielles. De ce côté on en est encore où on en était du temps des deux grands médecins que nous venons de citer, avec cette différence, pourtant, que l'on accorde à Hippocrate une supériorité marquée sur Galien et ses continuateurs.

Avec la règle des contraires se guérissant par les contraires, il faut ajouter pour avoir une idée exacte de l'Allopathie :

1° L'administration des médicaments à *doses massives*.

2° Le principe de la *symptômathérapie* — que l'on me passe le mot — c'est-à-dire du traitement des *symptômes* de la maladie ;

3° L'administration de plusieurs médicaments à la fois ;

4° La localisation des maladies pour la plus grande partie des médecins.

En dehors de ces bases il n'existe plus d'Allopathie.

Quant aux systèmes, je n'en parlerai pas. Du reste, il n'en existe aucun actuellement de bien saillant. Des ruines de la médecine de l'illustre Broussais, de ce qui reste de l'ancienne polypharmacie et des essais malheureux de modernes professeurs, chaque praticien forme son système particulier, toujours appuyé, plus ou moins solidement, sur les bases précitées.

On en est de notre temps à une sorte d'*éclectisme scientifique* et *physiologique* qui me semble tendre vers la synthèse de toutes les doctrines, en admettant que nous en soyons à quelque chose, ce qui peut bien ne pas être vrai, mais je veux être indulgent et voir les choses en beau !

Je ne parlerai pas davantage, en ce moment, des nombreux points de vue sous lesquels on envisage les maladies, ni des définitions des mots qui existent dans le monde des écoles. Il me suffira de dire que l'on tourne et retourne toutes les questions ; qu'on en arrive chaque 20 ou 25 ans à mettre en doute ce qui était reconnu vrai, pour recommencer les mêmes luttes et les mêmes polémiques. C'est, en un mot, une véritable anarchie où le diable lui-même, malgré sa torche légendaire, aurait peine à voir clair.

Voici, du reste, l'opinion de quelques-uns des hommes les plus éminents de notre société médicale. Je ne prends mes citations que parmi les amis de l'Allopathie et, par conséquent, les adversaires des autres systèmes.

Le docteur Malgaigne, professeur à la Faculté de Paris, s'exprimait ainsi dans la séance du 8 janvier 1856 de l'Académie de médecine : « Absence complète de doctrines scientifiques en médecine, absence de principes dans l'application de l'art, empirisme partout ; voilà l'état de la médecine ».

Bouchardat, l'éminent professeur si connu, dit, aussi brutalement que le docteur Malgaigne : « La science médicale n'est pas faite ; elle est pour ainsi dire tout à édifier. »

Or, Bouchardat, en s'exprimant ainsi, se trouve d'accord avec le savant et laborieux critique Amédée de Latour, écrivant que : « La médecine actuelle est déviée de ses voies naturelles, qu'elle a perdu de vue son but, son noble but, celui de soulager ou de guérir » et que « la thérapeutique est rejetée sur le dernier plan. »

Précédant un peu Malgaigne, Valleix, l'illustre médecin de la Pitié, s'était écrié : « Que de regrets on éprouve en voyant tant d'études, de veilles, de génie dépensés pour obtenir d'aussi faibles résultats ! Que d'erreurs pour quelques vérités !

Et Marchal de Calvi venant broder sur le tout, écrivait en juillet 1855, dans la *France médicale et pharmaceutique* : « Nous sommes dans une vaste plaine où se croisent une multitude de gens, ceux-ci, portant des assises, ceux-là, des cailloux ; d'autres, des grains de sable ; mais personne ne songe au ciment ; nulle part le terrain n'est creusé pour recevoir les fondations de l'édifice, et, quant au plan général de l'œuvre, il n'est pas même esquissé.... »

Et pendant que Broussais définit la médecine en disant impitoyablement : « Qu'elle est l'art de bercer les malades d'un espoir chimérique ». Frappart, son élève et son ami, s'écrie : « Médecine, pauvre science ! Médecins, pauvres savants ! Malades, pauvres victimes !.... Tous les vingt ans, au plus, la même école change de système ; parfois il y a deux ou trois systèmes dans la même école ; bref, parmi les médecins sortis d'une même école et ayant le même système, il n'y en a pas quatre qui puissent s'entendre au lit du malade. Votre science est dans l'anarchie, votre profession en décadence, votre métier sur le bord de l'abîme ; vous n'avez point de corps médical ; vous vivez dans l'isolement, la haine et le mépris les unes des autres ; la déconsidération vous envahit de toute part ; vous êtes sans résistance comme sans puissance, et le moindre choc, longtemps et courageusement répété achèvera de vous perdre. J'ai donc un profond dégoût de la médecine et des médecins. »

Mais avant Broussais, Frappart et Rostan, qui pensaient comme Bichat, que « chaque dénomination de classe de médicaments, chaque formule même est une erreur », le célèbre Barthès avait dit gravement : « Nous sommes des aveugles qui frappons avec un bâton sur le mal ou sur le malade ; tant mieux pour le patient, si c'est le mal que nous attrapons. »

Bordeu, en disant : « Voilà 30 ans que je devine et je suis las de deviner » ; et Gilibert, premier médecin de Stanislas, roi de Pologne, médecin en chef de l'Hôtel-Dieu de Lyon formulant son scepticisme en affirmant que « les médecins les plus savants sont les plus dangereux et ceux qui tuent le plus de malades parce qu'ils ne doutent de rien » ; étaient-ils moins cruels que ne le furent leurs successeurs ?

Quant à Girtanner, dont il est question dans les *Mémoires de Madame Dubarry*, il s'écriait : « Hélas ! Qui parviendra à découvrir le peu de bon grain perdu dans l'immense fumier que les médecins entassent depuis 2000 ans ! » Célèbre boutade confirmant celle de Stahal : « Je voudrais qu'une main hardie entreprît de nettoyer cette étable d'Augias ; j'ose pénétrer dans cette science peuplée d'erreurs, où la langue est aussi défectueuse que la pensée, où tout est à refondre, les principes et la matière. »

Est-ce que tous ces jugements ne confirment pas celui qu'avait prononcé le fameux Boerhaave, en écrivant : « Si l'on vient à peser mûrement le bien qu'a procuré aux hommes une poignée de vrais fils d'Esculape, et le mal que l'immense quantité des médecins a fait au genre humain depuis l'origine de l'art jusqu'à ce jour, on pensera sans doute qu'il serait plus avantageux qu'il n'y eût jamais eu de médecins dans le monde. »

Mais, passons, et sans répéter les opinions de Franck, Magendie, Broussais, Récamier, Bérard, Chomel, Barbier (d'Amiens), Munaret, etc., etc., voyons où on en est à l'heure où j'écris ces lignes. Mais avant, répétons avec Montaigne : « De tout cet amas de drogues ayant fait une mixture de breuvage, n'est-ce pas quelque espèce de rêverie d'espérer que ces vertus s'allient, divisant, triant de cette confusion et mélange, pour courir à charge si diverse ? Je craindrais infiniment qu'elles perdissent ou échangeassent leurs étiquettes et troublassent les questions ».

Depuis ces illustrations médicales, les choses ont-elles changé ? La science des Ecoles a-t-elle enfin réalisé des progrès sérieux, lui permettant de se soustraire à ces navrantes constatations, à ces désespérants jugements ? Hélas ! bien fou, bien ignorant celui qui oserait l'affirmer !

Après être restées de longues années sur le terrain de l'EXPECTATIVE, véritable *nihilisme* médical, les Ecoles se sont prises d'une profonde fièvre d'expérimentation au détriment des malades, des lapins, des cobayes et autres victimes des capricieux engouements de la mode qui entraîne les expérimentateurs à la recherche et à la classification des petites bêtes trouvées dans les grandes.

Les bactéries, les BACILLES et les MICROBES, une résurrection des *homnicules*, des *infiniment petits*, des quinzième et seizième siècles, semblent tenir la corde en ce moment. Mais déjà il est facile de prévoir qu'une réaction ne tardera pas à se faire contre cet engouement. Engouement que j'avais déjà tourné en ridicule pendant les beaux jours de la fameuse découverte de Koch.

Voici, en effet, comment je m'exprimais à ce sujet dans une revue médicale de Genève, en février 1891 :

LA TUBERCULOSE PULMONAIRE

Simple note au sujet de la découverte du docteur Koch

> « Armez la nature au moyen
> « des arcanes, elle se défendra
> « elle-même. »
> « PARACELSE. »

S'il est un fait admis, sans contestation possible, par tous les cliniciens, c'est bien celui qui fait de la tuberculose pulmonaire une *affection de la misère* physiologique.

Or, quand on nous parle de la découverte du bacille de la tuberculose, n'avons-nous pas le droit de reposer cette éternelle question :

Est-ce l'œuf qui a fait la poule, ou la poule qui a fait l'œuf ?

En d'autres termes : Est-ce le microbe qui est la cause de la tuberculose, ou la tuberculose elle-même qui donne naissance au microbe ?

Ce dernier est-il cause ou résultante ?

C'est là un problème que je me propose de résoudre dans mon ouvrage sur la tuberculose pulmonaire, au point de vue de sa curabilité.

Ce que je veux, pour le moment, doit se résumer en quelques mots.

La phtisie tuberculeuse est, en somme, une affection qui ne se développe que tout autant qu'il existe dans l'organisme un état *prédisposant*, qui a été désigné par plusieurs auteurs, sous le nom de *cachexie pulmonaire* ou tuberculeuse, et par d'autres sous celui de *phtisiose*.

Cette cachexie ou prédisposition, qu'est-elle ?

Pour moi, c'est une *altération virulente et profonde*, héréditaire le plus souvent, des principaux éléments constitutifs du sang. La base de cette cachexie se trouve dans la partie de la moelle épinière d'où partent les nerfs dorsaux, et où le grand sympathique puise sa puissance d'action.

C'est, en un mot, une affection cérébro-spinale — une DIATHÈSE, dirait Burggraëve — qui sommeille, en attendant la cause accidentelle qui viendra l'éveiller et la mettre en activité.

Cette cause, ou plutôt ces causes peuvent être atmosphériques (refroidissements), virulentes (scrofules, syphilis, etc.), arthritiques, herpétiques et même morales (chagrin concentré, etc.).

Elles peuvent aussi être dues à l'absorption de poussières métalliques, et aux intoxications diverses.

Dans ces conditions, toutes dynamiques, on doit comprendre qu'il ne peut exister de spécifiques absolus de la terrible maladie qui moissonne à elle seule un quart de l'espèce humaine.

Vouloir donc conclure de ce que le remède Koch semble avoir une action désorganisatrice sur le milieu où se développe le *bacille tuberculeux*, qu'il en possède également une sur l'*état tuberculeux* proprement dit, c'est singulièrement méconnaître les lois de la physiologie et la nature même de la maladie.

Ce n'est, en effet, qu'en modifiant profondément la crasse sanguine et les altérations dynamo-chimiques de ce liquide vital, que l'on peut arriver à la guérison de la phtisie tuberculeuse.

Voilà pourquoi, les voyages sur mer et les changements de milieux rendent de si grands services aux phtisioses ; et voilà pourquoi, également, je mets au défi le docteur Koch de guérir un véritable phtisique, au deuxième degré, à l'aide de l'injection de sa lymphe.

Mais, me dira-t-on, le docteur Koch ne parle dans son rapport que de la phtisie au premier degré ; eh bien ! Mais, dans ces conditions — conditions toujours difficiles à bien diagnostiquer — qu'est-il besoin d'avoir recours à un agent, toujours dangereux, possédant les caractères d'un véritable venin, alors qu'il est démontré, qu'il suffit de l'application rationnelle de l'hygiène, pour détruire ce premier degré et ramener l'organisme dans son état normal ?

Lorsque, nous souvenant des paroles de Laënnec, affirmant que, si la guérison de la phtisie tuberculeuse est au-dessus des efforts de l'art, elle ne l'est pas en ce qui touche la nature, nous nous reportons aux nombreuses autopsies faites sur des vieillards, dans les poumons desquels on constata toutes les phases d'une guérison radicale de la tuberculose, à tous les degrés, n'avons-nous pas le droit de conclure, avec les bons cliniciens, à la possibilité, à la curabilité de la phtisie pulmonaire ?

Et, à ce compte, comment des médecins sérieux ont-ils pu s'engouer de la découverte abracadabrante du médecin de Berlin.

Les cas de guérison de la terrible maladie qui nous occupe, sont-ils donc si rares dans le domaine thérapeutique, pour que nous puissions les considérer comme des choses merveilleuses ?

Penser ainsi, ce serait, à coup sûr, se montrer peu médecin et peu physiologiste.

Il y a beau jour que je professe la doctrine de la curabilité de la phtisie ; mais pour arriver à ce résultat, il faut agir sur la masse des

fluides par un traitement général, approprié à la nature même de l'affection.

Il faut faire une large part aux applications hygiéniques, et trouver le
moyen d'arriver le plus rapidement possible à la circulation sanguine. »

Depuis l'époque où j'écrivais ces lignes que de substances, y compris
la *tuberculine modifiée,* ont tour à tour été prônées comme aptes à
détruire la tuberculose et son microbe : le bacille en virgule.

Citerai-je le gaïacol, l'eucalypthol, le sulfate de spartéine, la créosote
du hêtre, le naphtol camphré, l'oléate de cocaïne, le formol chanté par
l'étrange chimiste de la rue d'Edimbourg, l'électricité statique et dynamique, employée à coup sûr plus bêtement que ne le faisaient nos pères,
les fameuses préparations de Déclat, le thymol, le géraniol, le benzol,
l'arsenic et *tutti quanti ?*

Mais à quoi bon !

Quand l'histoire parlera des expérimentateurs de notre temps, quand
elle examinera impartialement les audacieux traitements de nos médecins *fin de siècle,* je me demande avec effroi comment elle les classera ?

Les saignées coup sur coup, avaient singulièrement épuisé nos consti-
tutions ; mais que faudra-t-il dire de l'inoculation de tant de virus, de
tant de poisons dangereux ?

Est-ce que tout cela ne nous conduira pas à la formation de consti-
tutions désiquilibrées, où la névropathie tiendra la principale place ?

CONCLUSION

En vérité, quand on voit l'anarchie qui règne en Allopathie ; quand on voit son manque de principes et de règles positives ; quand on songe aux redoutables et effrayantes audaces de la chirurgie contemporaine, on se demande comment la Dosimétrie a pu rencontrer jusqu'à ce jour tant d'obstacles, et l'on ne peut moins faire que de se rappeler en quels termes le docteur Bonnefon parlait naguère de la méthode Burggraë-vienne :

« Après avoir modifié la forme des médicaments, ayant en main des armes sûres, le docteur Burggraëve a fait connaître les règles qui doivent diriger leur emploi. Ces règles, qui manquent presque absolument à l'Allopathie, font la supériorité de la médecine dosimétrique. Le médecin n'agit plus à l'aveugle, sans savoir ce qu'il peut espérer de l'administration d'un remède. Ici, plus d'hésitation ; chaque substance est connue dans ses effets, et le médecin peut rendre, à volonté, ces effets plus ou moins intenses, en répétant successivement la première dose jusqu'à production du résultat cherché.

« Dans toute maladie, deux principes dirigent la conduite du médecin en dosimétrie :

« 1° Combattre la cause et soutenir la vitalité, c'est la *dominante* du traitement ;

« 2° Combattre les symptômes, chacun isolément : c'est la *variante* du traitement.

« Et avec les armes précises et sûres qu'il a entre les mains, rien n'est plus facile à faire ; à condition, bien entendu, que le médecin ait une connaissance bien approfondie de l'homme, bien portant et malade, car les meilleurs remèdes entre les mains d'un ignorant sont inutiles, sinon dangereux.

« La Dosimétrie repousse avec énergie ce que l'Allopathie a nommé *expectation*, et qui consiste à se croiser les bras, sous prétexte de voir venir la maladie.

« Cette pratique n'a fait que trop de victimes jusqu'à nos jours. Comment ! En face d'un malade qui souffre, que la fièvre consume, sous prétexte que la maladie étant à son début, on ne peut pas encore savoir au juste à quoi l'on a affaire, vous voulez qu'on ne fasse rien, qu'on attende que le mal soit tout à fait déclaré? Mais, c'est exactement comme si un homme, voyant le feu prendre dans les caves de sa maison, voulait empêcher de l'éteindre sous prétexte que les étages supérieurs ne sont pas encore pris.

« Malheureusement c'est ce qu'on fait trop souvent en médecine : « La maladie n'est pas encore dessinée — vous dit-on — attendons. »

« Mais en attendant l'incendie (c'est-à-dire la fièvre) gagne, et quand on veut agir il est trop tard, ou si on parvient à éteindre le feu, c'est au prix de grandes pertes.

« Tout cela, on aurait pu l'éviter en combattant les premiers symptômes ; car, en les maîtrisant, on peut le plus souvent faire avorter la maladie, l'empêcher de se déclarer.

« Nous ne nous étendrons pas davantage sur l'exposé de la nouvelle doctrine ; elle peut se résumer en deux mots : perfectionnement du remède dans sa forme, dans sa qualité ; perfectionnement dans la manière de s'en servir. Le résultat de ces deux améliorations ou perfectionnements c'est la guérison des malades.

« Que l'on parcoure l'œuvre du Dr Burggraëve et l'on pourra se convaincre que la médecine vient de faire un grand pas ; qu'elle est entrée dans la voie de la vérité ; qu'elle n'est plus une science purement spéculative et qu'elle guérit les malades qui s'adressent à elle à temps.

« La Dosimétrie peut ajouter à cet avantage de guérir les malades que ne guérissait pas la vieille médecine, deux autres avantages qui, pour être de moindre importance, ne sont cependant pas sans intérêt. Elle guérit plus vite parce qu'elle attaque plus énergiquement le mal, tout en soutenant la vie chez le malade et l'empêchant de s'épuiser, ce qui évite les longues convalescences. Elle guérit à moins de frais, car elle a besoin de moins de remèdes et ne les emploie pas à des doses aussi énormes qu'on avait l'habitude de le faire. De plus, guérissant plus vite, elle n'emploie pas les remèdes aussi longtemps et partant en aussi grande quantité ; de là, deux économies, de temps et d'argent, chose nullement à dédaigner dans notre siècle de travail incessant et d'activité universelle. »

« La Dosimétrie s'impose comme un devoir » a dit excellemment le professeur Laura, de Turin.

J'ajouterai qu'elle s'impose tout au moins à l'expérimentation et à la discussion des Maîtres de l'Ecole.

Répondre aux nobles efforts du Dr Burggraëve, par la conspiration du silence, c'est donner raison à ceux qui prétendent qu'il ne se trouve nulle part autant de jalousie, d'ignorance et de fiel que chez les médecins.

Heureusement que la vérité finit toujours par triompher, et le temps n'est pas loin où homœopathes et allopathes se grouperont autour du Burggraëvisme !

Et maintenant je dirai au professeur Burggraëve : Méditez les lignes suivantes, que j'emprunte à Capefigue, méditez-les et... RÉJOUISSEZ-VOUS :

« L'on ne crée jamais quelque chose de fort et de durable sans ameuter autour de soi les intelligences médiocres, les esprits passionnés et les ambitions déçues. »

DIXI.

Kbôdja's villa, Asnières (Seine).

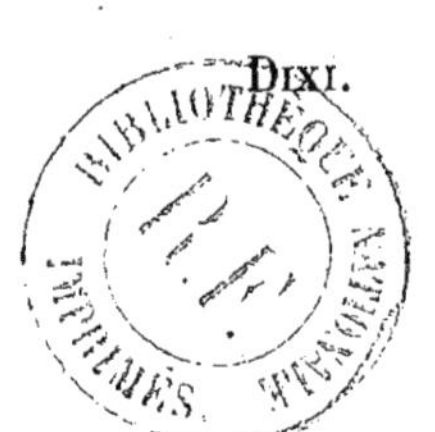

TABLE DES MATIÈRES

Paris. — Imprimerie Wattier Frères, 4, rue des Déchargeurs